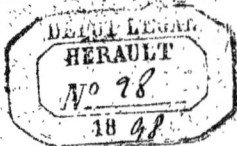

TRAITEMENT

DE

L'ATAXIE LOCOMOTRICE

A LAMALOU

PAR

LE DOCTEUR DONADIEU-LAVIT

Ancien Interne des Hôpitaux
Médecin consultant à Lamalou-les-Bains

MONTPELLIER

TYPOGRAPHIE ET LITHOGRAPHIE DELORD-BOEHM

ÉDITEUR DU NOUVEAU MONTPELLIER MÉDICAL

—

1898

TRAITEMENT

DE

L'ATAXIE LOCOMOTRICE

A LAMALOU

PAR

LE DOCTEUR DONADIEU-LAVIT

Ancien Interne des Hôpitaux
Médecin consultant à Lamalou-les-Bains

MONTPELLIER

TYPOGRAPHIE ET LITHOGRAPHIE DELORD-BOEHM

ÉDITEUR DU NOUVEAU MONTPELLIER MÉDICAL

1898

TRAITEMENT

DE

L'ATAXIE LOCOMOTRICE

A LAMALOU[1]

———

Les opinions les plus diverses et les plus contradictoires régnent dans le monde médical, sur l'efficacité des eaux de Lamalou dans le tabès.

Les uns, comme le professeur Landouzy, affirment « que Lamalou fait du bien aux ataxiques, comme la créosote aux phtisiques, mais ne les guérit pas » ; les autres disent que l'évolution du tabès leur a semblé plus rapide sous le coup du fouet thermal.

D'autres enfin objectent que le professeur Charcot s'est emballé sur une fausse piste : « C'est Montpellier qui a lancé Lamalou, dit-on à Paris ; c'est Charcot et ses élèves qui se sont emballés sur Lamalou, répondent les cliniciens de Montpellier ! »

Comment démêler la vérité au milieu d'opinions et de jugements si éminents et si contradictoires?

Comment établir sur des bases solides et inébranlables : 1° l'efficacité certaine de la cure thermale dans le tabès, 2° l'opportunité de cette cure, 3° établir enfin les cas réfractaires ou aggravés par les bains de Lamalou.

———

[1] Travail lu au Congrès de Médecine de Montpellier (avril 1898).

Iº CAS DE GUÉRISONS OU DE RÉMISSIONS JUGÉS PAR DES MÉDECINS ÉTRANGERS A LA STATION.

Nous lisons, à la page 32 du *Traitement de l'ataxie* par le professeur Rauzier, les lignes suivantes :

« Il y a bien des années, alors que le tabès n'était pas encore érigé en entité morbide et que les douleurs initiales en étaient confondues avec les douleurs du rhumatisme, Lamalou jouissait d'une grande notoriété au point de vue des douleurs fulgurantes. En 1862, Duchenne, qui venait de créer l'ataxie, y recueillit d'importants matériaux, et, raconte Privat, trouva réunis à Lamalou dans une seule saison huit ou neuf cas de tabès, alors qu'on n'en comptait encore que seize ou dix-sept observations dans la science. Depuis cette époque, la station n'a jamais cessé d'être en faveur auprès des ataxiques »... Et plus loin :

« Privat a rapporté deux cas de guérisons par l'emploi de ces eaux, et a vu dans un autre cas une ataxie confirmée et intense être enrayée pendant trois ans par une seule saison de vingt bains et continuer ensuite à évoluer, le traitement n'ayant pas été maintenu. »

D'aussi brillants résultats, ajoute l'auteur, doivent être rares, et pour notre part nous n'avons jamais rien constaté d'aussi complet, mais ce que nous avons observé fréquemment comme Privat, c'est la diminution rapide et quelquefois la *disparition des douleurs fulgurantes*, sous l'influence de la médication hydrothermale ; c'est également l'atténuation ou la suppression des *crises gastralgiques* et des *troubles sphinctériens* ; de plus, la marche de la maladie nous a paru, dans nombre de cas, *enrayée* ou *ralentie* par une saison annuelle (juillet et août) ou mieux bisannuelle (mai et septembre) de 20 à 25 jours de durée ».

Voilà l'opinion d'un médecin distingué et honorable, étranger à la station, qui affirme et résume l'action heureuse de Lamalou dans le tabès.

Nous verrons plus loin, dans les observations qui font suite à ce travail : 1° que c'est en effet à l'occasion du symptôme douleur fulgurante et des troubles sphinctériens que l'action de nos eaux est indiscutable, 2° que les rémissions de 5, 10, 15 et 25 ans de durée sont tellement nombreuses qu'elles ne peuvent être considérées comme accidentelles, ou sans relation de cause à effet avec l'action thermale.

2° Opinion d'un médecin étranger a la station.

M. le professeur Grasset, dans son rapport sur le traitement du tabès (congrès de Moscou), cite parmi les exemples de guérisons obtenus par les médications les plus diverses, deux faits bien remarquables observés l'un avec le Dr Diffre et l'autre avec le Dr Gayraud.

Voici le résumé du premier :

« Mme X..., 40 ans, pas de syphilis connue. Début rapide en juin 1890. Sensation de coton sous le pied, qui s'élève rapidement. Arrive à ne plus pouvoir marcher seule ; elle ne peut pas rester debout les yeux fermés. Anesthésie et parésie dans le domaine du cubital. Abolition des réflexes rotuliens. La malade perd ses membres dans son lit. Douleurs vagues plutôt que fulgurantes. (Saison à Lamalou en août — Amélioration considérable).

Electrothérapie, d'abord courants continus et électricité statique seule. L'amélioration continue ; puis état stationnaire. Nouvelles saisons en mai et septembre 91 ; l'amélioration reprend. Quatrième et dernière saison en octobre 92. Guérison qui se maintient complète encore aujourd'hui 1897. Il ne reste qu'un peu de fatigue plus rapide et un peu de paresse pour la marche ».

Voilà donc un fait observé par deux médecins distingués et d'une honorabilité parfaite, et dont le témoignage peut être contrôlé, puisqu'on peut les appeler à cette tribune. Ils affirment l'amélioration après une première cure à Lamalou en août 90, amélioration qui s'affirme plus nettement encore après la qua-

trième et dernière saison en octobre 92, pour en arriver à la guérison ou rémission, qui se maintient 7 ans jusqu'en janvier 1897.
Que conclure ?

Deuxième Observation. — M. le professeur Grasset continue :

« Voici maintenant le second fait : syphilis débutant en 1881
à manifestations très bénignes et à traitement absolument insigni-
fiant. Mariage en 1888 ; aucune fâcheuse conséquence sur la
femme et les enfants.

En janvier 1891, après un surmenage intellectuel et un mal
de gorge (?) de 15 à 20 jours, il est pris de troubles moteurs ; en
février il a des effondrements, de l'incoordination, ne peut marcher qu'avec une canne ; abolition des réflexes rotuliens ; anesthésie plantaire et des jambes : traitement spécifique mixte et
pointes de feu vers le 15 février. Saisons à Lamalou en avril, août,
etc. L'amélioration commence dès la fin mars, d'abord lente,
puis plus rapide. En 1894, il paraît guéri, chasse des journées
entières, fait 18 à 20 kilom. dans la journée. Je le revois le 24
décembre 1896 ; se considère comme complètement guéri
depuis trois ans.

Il conserve l'abolition des réflexes rotuliens et, de loin en loin,
quelques douleurs fulgurantes ».

Ce second fait est moins démonstratif ; toutefois il peut être
porté encore à l'actif de l'action bienfaisante de Lamalou. L'a-
mélioration se manifeste dès la fin mars sous l'action du traitement spécifique ; cette amélioration devient ensuite plus rapide,
et persistante sous l'action thermale.

« A plusieurs de ces faits, ajoute le savant professeur, on re-
prochera peut-être de n'avoir pas été observés un temps suffisam-
ment long après la guérison. Si une rechute plus ou moins tardive
apparaissait, il ne faudrait plus qualifier leur cas de guérison
mais de rémission ».

C'est prudent, en effet, mais qu'importe le mot si, dans
nombre de cas, ces pseudo-guérisons se maintiennent durant 5,

7, 10, 15 et 25 ans ; si ces rémissions permettent à ces malades de reprendre la vie commune et les charges lourdes d'une position sociale ?

Qu'importe enfin le mot, si la signature de l'ancien symptôme clinique ne se traduit plus que par la perte du réflexe rotulien ?

3° Opinion des médecins de Lamalou.

Dans son étude statistique et médicale sur Lamalou-les-Bains (Paris 1877), le Dr Privat, qui pendant un demi-siècle a exercé dans la station, rapporte sept cas d'ataxie locomotrice dont voici les résultats :

— Deux guéris après cinq cures.
— Un guéri après quatre cures.
— Deux améliorés après une cure (sans nouvelles).
— Un guéri après une cure. (La guérison s'est maintenue trois ans ; après ce laps de temps rechute).
— Un sans résultat immédiat et sans nouvelles.

Nous pourrions, ajoute le Dr Privat, centupler plusieurs fois le nombre de ces observations. Ajoutons qu'on pourrait résumer de la manière suivante les effets généralement produits par les eaux de Lamalou sur les ataxiques :

Les crises douloureuses deviennent ordinairement moins fréquentes et moins intenses.

Ainsi donc, d'après cet éminent observateur, des cas de guérisons ont pu être obtenus à Lamalou, et le symptôme *douleur fulgurante* est généralement apaisé après une ou plusieurs cures.

4° Opinion des médecins de la station.

Dans son étude sur les *myélites chroniques* et *leur traitement par les eaux de Lamalou*, M. le Dr Cros cite des cas de rémission d'une durée de 25 ans. Il faut remarquer que c'est dans la période d'*ataxie au début* que ces rémissions ont été observées.

« L'ataxie locomotrice est la première des myélites que l'on rencontre à Lamalou-l'Ancien. A ne considérer que la clinique de cette station thermale, on pourrait supposer que cette affection est une des plus fréquentes de la nosologie. En réalité, elle est rare et n'est fréquente qu'à Lamalou à cause de l'agglomération des ataxiques de tous les pays. »

Pour bien étudier l'action thermale et les effets obtenus, il est indispensable de diviser notre sujet :

A. Ataxie au début.

B. Ataxie confirmée.

ATAXIE AU DÉBUT.

« Les premiers symptômes que l'on observe dès le début de l'affection consistent en des troubles de la sensibilité. Il est très rare que les troubles moteurs se montrent les premiers. Aussi, cette période passe-t-elle souvent inaperçue, les malades et le médecin lui-même étant tout disposés à mettre les douleurs fulgurantes sur le compte d'un état rhumatismal, d'une névralgie *a frigore* passagère et de peu d'importance.

« Il faut des retours à bref délai, une acuité plus profonde, une durée plus longue avertissant les intéressés d'une gravité plus sérieuse et nécessitant un examen plus attentif. On découvre alors que ces douleurs supposées rhumatismales ou névralgiques ont un caractère spécial, des lieux d'élection et sont en outre accompagnées d'autres troubles de la sensibilité qui éclairent d'un jour nouveau le tableau général de l'affection.

« En dehors de la crise douloureuse, il existe des points anesthésiés, ou hyperesthésiés, des diminutions dans la conductibilité sensitive, des impressions nouvelles dans les pieds et dans les mains. Le malade croit marcher sur du coton ; la sensation du sol est mal définie, le toucher perd de sa finesse et de son acuité ; les doigts sont malhabiles à garder les petits objets ; ils sont le siège de fourmillements ou de pertes de sensation. Le froid de l'hiver est plus sensible.

Les doigts soumis à l'air extérieur ou au froid deviennent blancs, exsangues ; c'est la sensation du doigt mort. A ces symptômes sensibles, viennent s'ajouter d'autres signes plus manifestes : Marche hésitante dans l'obscurité, station debout difficile les yeux fermés (signe de Romberg), absence des réflexes rotuliens (signe de Westphall), absence de contraction de la pupille soumise à une vive clarté (signe d'Argyll-Robertson).

Tous ces symptômes sont, pour ainsi dire, à l'état embryonnaire; on les voit poindre, mais mal dessinés, diffus, dans une pénombre vague, qu'une observation attentive peut seule bien discerner ».

Comme conclusion de ce travail, le Docteur Cros cite trois observations remarquables de *tabès au début* améliorés à Lamalou.

Première Observation

Le premier malade envoyé à Lamalou avec l'étiquette de *tabès au début* suit nos thermes durant 25 ans.

Son état (au 14 mai 1893) est celui-ci : les douleurs fulgurantes ont presque totalement disparu.

Il n'a qu'une ou deux crises par an et toujours après quelque imprudence, plus de symptômes vésicaux.

Marche facilement de nuit comme de jour et peut faire 10 kilom. sans fatigue. Il n'a pas reconquis ses réflexes rotuliens. (La rémission dure 25 ans).

Observation II.

« X..., ingénieur, 45 ans, tempérament nerveux, constitution assez bonne. *Antécédents*, adénite suspecte à 18 ans sans autres accidents. Marié, père de famille, enfants bien portants. Sa profession l'appelle souvent à Londres. Vers 30 ans, douleurs fulgurantes. Six mois après, diplopie qui dure plus d'un an ; mal perforant du pied. Les douleurs deviennent de plus en plus aiguës. Ses séjours à Londres sont marqués par des crises violentes qui le retiennent huit jours au lit. Léger signe de Romberg, mais la marche est facile même dans l'obscurité. Pas de signe de Westphall.

2

Envoyé à Lamalou à titre de tabétique, il fait dix saisons consécutives, qui produisent le résultat suivant :

Douleurs fulgurantes très affaiblies. Il séjourna en Angleterre, sans accidents ; plus de troubles oculaires. Le mal perforant persiste.

OBSERVATION III.

X..., 38 ans, rentier, tempérament nerveux, constitution bonne, pas d'affections héréditaires. Blennorrhagies répétées. La dernière de ces maladies est suivie d'une cystite aiguë et laisse après elle une faiblesse des organes génito-urinaires. La virilité s'amoindrit ; l'acte génésique ne s'accomplit qu'avec difficulté et douleurs constrictives dans le petit bassin. Plus tard, ces douleurs deviennent continues et se propagent aux membres inférieurs avec sensation d'engourdissement et de faiblesse. Cet état s'aggrave de plus en plus ; il croit marcher sur du coton et le signe de Romberg est manifeste. Plus de réflexes rotuliens ; incontinence d'urine, paresse du rectum. Envoyé à Lamalou, il continue ses cures durant 8 années consécutives.

État actuel (14 mai 1893). Les douleurs fulgurantes disparaissent ; les symptômes vésicaux s'améliorent sans qu'il soit absolument maître de sa vessie.

La marche est facile même dans l'obscurité, il peut même faire d'assez longues courses. Passionné pour la chasse, il se livre avec modération à son plaisir favori. Les réflexes rotuliens ne sont pas revenus.

« En résumé, dans ces cas où l'affection débute, et quand la cause prochaine a été de peu d'intensité, alors surtout que la constitution du sujet est vigoureuse et n'a pas été trop profondément dépréciée, il est permis d'espérer un arrêt bien marqué dans la marche de la sclérose et le retour à la santé. » (*Dr Cros*).

Inutile d'arguer que ces faits ont été mal observés ou mal interprétés. Tous les médecins de la station ont un dossier complet sur ce sujet, et il est permis d'affirmer comme conclusion de tous les travaux consciencieux faits ou écrits par les médecins de la station :

1° Que les rémissions ou arrêts de la maladie se manifestent surtout dans l'*ataxie au début*.

2° Que ces rémissions ou ces arrêts, qui s'étendent sur une période de 10 et même de 25 ans, ont nécessité une persistance extrême dans le traitement balnéaire.

3° Enfin que ces rémissions ou améliorations, faciles à obtenir durant la période préataxique, deviennent plus difficiles dans la période confirmée et plus difficiles encore dans la période ataxique avec incoordination motrice intense.

4° Que les symptômes qui rétrocèdent, s'apaisent ou disparaissent les premiers, en bloc dans la période préataxique, en détail dans les autres périodes, sont les *troubles sensitifs transitoires* (douleurs fulgurantes), les *troubles légers de la station debout* et les *troubles sphinctériens*.

ANALYSE DE L'ACTION DE LAMALOU SUR LES SYMPTOMES DU TABÈS.

On a l'habitude d'établir dans la progression de l'ataxie locomotrice trois périodes : 1° La période initiale ou des douleurs fulgurantes ; 2° la période d'ataxie confirmée ou d'incoordination motrice ; 3° la période paralytique ou de confinement au lit.

Première période ou des Douleurs fulgurantes.

Dans le type vulgaire, commun, les douleurs fulgurantes ouvrent presque toujours le drame. Rarement elles font défaut (Tabès moteur). Tout le monde a entendu parler de ces chocs électriques, en éclairs, dans quelques cas horriblement douloureux qui caractérisent la *douleur fulgurante*.

Cette douleur, quelquefois lancinante ou térébrante, apparaît à intervalles réguliers, d'autres fois par bouffées ou isolées et quelquefois à intervalles irréguliers. Elles laissent après elles une sensibilité exagérée de la peau, d'autres fois des taches ecchymotiques ou des éruptions douloureuses,

Ces douleurs, qui apparaissent au début de la lésion sclérosique et en sont comme le signe électrique extérieur, sont souvent horriblement douloureuses et les malades réclament contre elles un soulagement rapide, immédiat. Mais la morphine, la phénacétine, l'antipyrine et tous les hypnotiques sont souvent employés sans résultat.

Les Bains de Lamalou, qui réveillent quelquefois ces douleurs durant la cure, ne tardent pas à les apaiser avant même la fin de la cure et à les amoindrir dans la période posthermale. Les malades répètent à tout venant : « que Lamalou leur permet de passer l'hiver sans trop souffrir ».

Le *résultat le plus général de l'action thermale*, c'est l'*apaisement* et même la *disparition du symptôme douleur fulgurante après une ou plusieurs cures.*

Les douleurs à *type permanent* (douleurs en ceinture, engourdissement cubital, fourmillements, douleurs constrictives en forme de cuirasse, plaques d'hyperesthésie ou d'anesthésie) sont plus tenaces. Toutes choses égales d'ailleurs, ces symptômes rétrocèdent plus facilement dans les périodes prémonitoires que dans les périodes avancées de la maladie.

1° *Crises gastriques* — Les crises gastriques ou gastralgiques, comme la douleur fulgurante, appartiennent à la période préataxique, mais peuvent se rencontrer aussi dans toutes les périodes. Ces crises, avec ou sans vomissements incoercibles, surviennent souvent sans prodromes et disparaissent sans laisser de traces.

Crises gastriques, douleurs fulgurantes et arthropathies, revêtent un cachet presque spécifique (Charcot) et donnent à ces crises leur véritable signification.

Les troubles vésicaux, l'atrophie du nerf optique, etc., viennent encore éclairer le diagnostic et rattacher la crise gastrique au Tabès dans les périodes prémonitoires.

Les tabès frustes avec crises gastriques ou douleurs fulgurantes, sans troubles moteurs, sont particulièrement améliorés ou guéris à Lamalou. De nombreuses observations viendront confirmer ces données.

Les crises de courbature musculaire peuvent aussi remplacer les douleurs fulgurantes du début (Pitres). Les tabétiques présentent souvent, au début, des crises entéralgiques, rectales, vésicales, des diarrhées paroxystiques, incoercibles (Fournier), sans lésion de l'intestin.

Tous ces troubles sensitifs douloureux, à type souvent passager, intermittents ou périodiques, sont remarquablement apaisés à Lamalou, surtout à la période de *Tabès au début*.

Première Observation.

Un officier, M. X..., âgé de 35 ans environ, arrive à Lamalou, envoyé par le Dr Pitres, avec l'étiquette de *Tabès au début*.

Examen en mai 1897. — Paresse de la vessie, vessie distendue par une quantité énorme d'urine.

Signe de Romberg. M. X... ne peut se tenir sur une jambe. Sensation du sol peu précise. Incoordination légère des membres inférieurs. Perte des réflexes rotuliens. Paresse pupillaire. Douleurs fulgurantes, syphilis. Age de la maladie : six mois à un an.

Durant la cure. — A la suite d'un sondage et d'une évacuation d'urine abondante, *crise vésicale atroce.* 3 centigr. de morphine furent injectés sous la peau sans résultat.

Les douleurs, sous forme de douleurs d'accouchement, durèrent toute la nuit.

Les jours suivants et sous l'action balnéaire et des prises d'ergot de seigle, l'urination se maintint normale. Les douleurs fulgurantes disparurent. Le signe de Romberg est presque nul (le malade écarte encore la base de sustentation pour donner de la solidité à la station debout les yeux fermés). Les troubles sensitifs ont disparu ; M. X... m'écrit après la cure, que M. le Dr Pitres a été étonné du résultat. M. X... a pu reprendre son service dans la cavalerie et supporter des fatigues considérables sans accident.

Observation II.

Tabes fruste, période préataxique, pas de troubles moteurs, mai 1892.

M. B..., de Bordeaux, hôtelier et cuisinier, 40 ans. Age de la maladie, 8 mois. Pas de syphilis. Arthritique et refroidissements successifs ; marié, 5 enfants bien portants ; aspect extérieur excellent, paresse vésicale, rachialgie, réflexes rotuliens éteints.

Lettre du Dr Mandillon (Impuissance génitale ; douleurs fulgurantes, cystalgie ; réflexes rotuliens éteints ; tabès dorsalis).

Examen à la fin de la cure. — Amélioration extraordinaire ; selles régulières, vessie moins paresseuse, urine abondante, pas de *crises vésicales*, plus de fatigue ou de courbature lombaire, signe de Romberg imperceptible, vue bonne, pas de diplobie, plus de douleurs fulgurantes. *Le malade n'a plus été revu.*

Observation III.

Tabes datant de 5 ans à évolution lente. — Pas de troubles moteurs (Dr Mandillon, de Bordeaux).

M. H..., rentier, originaire de la Martinique, marié et âgé de 38 ans.

Etiologie. — Excès vénériens au régiment, longues heures dans l'eau de la mer à Arcachon.

Début, 5 ans. Affaiblissement de la vue, la lumière vive ne pouvait être supportée ; pas de diplopie, quelques douleurs fulgurantes sur le trajet du nerf sciatique. Il y a 4 ans, crises gastriques avec vomissements atroces, les crises duraient 5 ou 6 jours puis disparaissaient brusquement. Depuis 4 ans, ces crises reviennent par intermittence.

Rhume persistant du cerveau, que rien ne peut modifier.

Marcheur excellent, sensation du sol normale, pas d'incoordination motrice, hésitation légère quand le malade se retourne brusquement les yeux fermés, pas de perte du sens musculaire, paresse pupillaire, reflexes rotuliens éteints.

Estomac. — Bizarrerie de l'appétit, tantôt fringale (appétit exagéré), tantôt anorexie. Durant les crises, vomissements violents et gastralgie atroce.

Vessie. — Paresse de la vessie, urine tantôt très abondante comme de l'eau de roche (décharge urinaire), tantôt rare, rouge et chargée d'acide urique.

Erection durant la nuit, lenteur et difficulté de l'éjaculation.
Travail intellectuel facile, marche facile et sans fatigue.

Durant la cure, apparition d'une large ceinture hyperesthésique occupant l'estomac, le ventre et les flancs (un chatouillement léger détermine la contraction douloureuse des muscles abdominaux), rachialgie, crise gastrique, symptômes douloureux réveillés par la cure. Rhume de cerveau persistant.

Au départ. — Plus de crises gastriques, appétit et digestion normales, moins d'éternuments, marche normale, facile ; réflexes rotuliens éteints. Signe de Romberg léger sur une jambe, vue normale.

Pas d'incoordination motrice, sens musculaire conservé. *hyperesthésie généralisée*.

Remarque. — Les crises gastriques se sont éloignées, pour disparaître sous l'action heureuse de la cure thermale. L'appétit est revenu normal, les digestions ont été normales et les selles régulières.

Plus de nouvelles de ce malade.

OBSERVATION IV.

Tabes datant de 2 ans. — Pas de troubles moteurs, crises gastriques atroces. — Apaisement des crises.

M. L., du Pont-de-Chéruy (Isère), (professeurs Roques et Gangolphe de Lyon) est âgé de 39 ans, syphilis, traitement anti-syphilitique bien fait.

Examen. — Maigreur, engourdissement permanent du creux poplité. Signe de Romberg léger, pas d'incoordination motrice,

perte des réflexes rotuliens, pas de plaques d'anesthésie, hyperesthésie généralisée.

Paresse vésicale, surtout le matin. *Crises gastriques* tous les
8 jours avec vomissements et hoquets. L'hydrate de chloral
seul parvient à couper la crise.

Crises laryngées avec menaces d'étouffement.

Erections normales, strabisme divergent, diplopie, un peu de
talonnement.

Durant la cure. — *Crise gastrique atroce* avec spasme du
larynx et menace de suffocation, crampes d'estomac atroces,
ventre rétracté, vomissements incoercibles, crise d'une durée
de 5 heures.

Au départ — La crise n'a plus reparu, se trouve très bien,
douleurs fulgurantes apaisées ; appétit normal, sensibilité normale, sensation du sol normale, pas d'incoordination motrice;
marche solidement, ne talonne pas, signe de Romberg léger,
un peu de paresse vésicale.

Remarque. — Ce malade m'écrit, 3 mois après, qu'il n'a plus
eu jusqu'à cette époque de crises gastriques.

OBSERVATION V.

Tabes datant de 3 ans. Tabes à la période des douleurs (Dr Goupard, de Paris et
Breuil, de Dinan).

M. S... Las, lieutenant, est porteur de la lettre suivante :

« Ataxie locomotrice d'origine spécifique, encore à la période
des douleurs; début remontant à 3 ans, crises de douleurs fulgurantes revenant à intervalles assez éloignés et siégeant prin-
cipalement dans les membres inférieurs. Crises gastriques remontant à 2 mois seulement, pas de troubles moteurs, ana-
phrodisie, troubles oculaires, myosis très prononcé , le malade
accuse des troubles subjectifs consistant dans l'apparition de
scotomes scintillants ».

Dinan, 9 mai 1894.

Dr BREUIL, *Médecin militaire au 13e hussards.*

Examen (mai 94). — Réflexes rotuliens éteints,. maigreur marquée (52 kilogr.), sensibilité normale, faiblesse et courbature dans les reins, difficulté de se tenir à cheval et de tenir contractées les masses musculaires lombaires, myosis, paresse pupillaire.

Pas de signe de Romberg, pas d'incoordination motrice, pas de paresse vésicale, vertiges fréquents surtout après une promenade à cheval, les réactions et les secousses du cheval ramènent le vertige et les troubles visuels ; mains violettes, cyanosées, froides ; pouls imperceptible. Cœur et bruits fœtaux, circulation insuffisante et faiblesse du cœur, douleurs fulgurantes.

Urination en plusieurs jets ; faux urinaire de Guyon.

Au départ. — Amélioration générale, plus de vertiges, plus de crises gastriques ou de douleurs fulgurantes, réchauffé et remonté par les bains. Pas de signe de Romberg. Légère confusion quand le malade passe d'un endroit obscur dans un endroit très éclairé, paresse de la vessie très légère, bon marcheur.

Trois mois après, le malade m'écrit qu'il se trouve très bien des résultats de la cure thermale.

J'apprends plus tard qu'une pneumonie est venue enlever ce malade (très amélioré à Lamalou).

OBSERVATION VI.

Tabès au début, début datant de 2 ans. — Rémission de 5 ans (Dr Schul de Nancy) mai 1893.

M. P. a 35 ans, très grand, très élancé, très maigre. Le professeur Glorieux, de Bruxelles, confirme diagnostic de Tabès. Syphilis ; a pris 140 gram. d'iodure, injection d'huile grise sans résultat.

Début datant de 2 ans ; pas de douleurs fulgurantes dans les genoux, crises vésicales se traduisant par du ténesme douloureux et envies fréquentes d'uriner.

Paresse vésicale, urine en plusieurs jets, pupille paresseuse ; pas de diplopie, estomac bon. Signe de Romberg léger, se tient moins bien sur la jambe droite. Incoordination légère, sensation

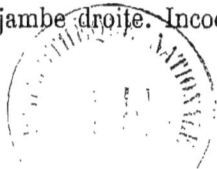

du sol normale, impuissance, perte des réflexes rotuliéns ; moral très déprimé, le traitement mercuriel a anémié le malade.

Durant la cure. — Douleurs fulgurantes à la fesse gauche ; crises de diarrhée. Impuissance.

Au départ. -- Très remonté, l'anémie a disparu. Signe de Romberg imperceptible, plus de douleurs fulgurantes, un peu de paresse de vessie. Impuissance.

Amélioration remarquable.

Remarque. — Depuis 5 ans, le malade vient à nos Eaux et se croit complètement guéri. L'amélioration obtenue s'accentue encore. Il ne reste plus que l'impuissance et la perte des réflexes rotuliens en mai 1897.

OBSERVATION VII.

Tabès au début (rémission datant de 7 ans).

André Bonaz..., sujet Russe, arrivé à Lamalou porteur de la consultation suivante du professeur Charcot.

« Inégalité pupillaire, absence des réflexes rotuliens, douleur en ceinture, autrefois paresse vésicale, etc.

Traitement indiqué par le professeur Charcot :

1° Cure à Lamalou ;

2° Pointes de feu tous les huit jours ; électrisation. Prendre les trois premières semaines de chaque mois, avant chaque repas, deux granules de phosphure de zinc de Vigier ; la dernière semaine de chaque mois, prendre une pilule de nitrate d'argent. Hydrothérapie ; douche froide de 10° à 12° de vingt secondes de durée, à jet brisé sur le tronc, à plein jet sur les jambes.

Examen à Lamalou le 30 août 1890. — Fils de névropathe. Syphilis probable. Tic nerveux. Démarche normale. Pas de signe de Romberg ; pas d'incoordination motrice. Pas d'anesthésie plantaire. Ce malade loge à un quatrième et grimpe les escaliers comme un chat nuit et jour. Absence de réflexes rotuliens. Inégalité et paresse pupillaire.

Plaque large d'hyperesthésie sous l'aisselle gauche. — Douleur hyperesthésique au moindre contact. Cuirasse pour éviter les frottements du linge. Persistance du crayon dermographique, plus marqué à gauche de la colonne vertébrale qu'à droite ; lacis veineux à ce niveau. Anesthésie de la muqueuse ano-rectale. Ejaculation et coït impossibles par anesthésie de la verge.

Examen après sept cures. — Persistance de la perte des réflexes et paresse pupillaire ; diminution de la sensibilité exquise de la plaque sous-axillaire. Anesthésie de la verge persistante. Le malade a repris son travail à Odessa et se croit à peu près guéri.

Rémission et arrêt de la maladie durant sept cures.

OBSERVATION VIII.

Tabès au début sans trouble moteur associé à la neurasthénie. — Rémission datant de 3 ans.

M. X., clerc de notaire à Paris, est fils de névropathe et neurasthénique. En 1891, syphilis et traitement spécifique. En 1893, paraplégie subite et parésie vésicale. Lentement la paraplégie s'est effacée sous l'influence du traitement mixte. (Professeur Humbert.)

Envoyé à Lamalou en 1894 par le professeur Joffroy.

Examen. — Impotence intellectuelle. Plaques d'hyperesthésie au thorax et aux membres inférieurs. Sens musculaire conservé; pas de troubles moteurs. Paresse vésicale. Signe de Romberg léger. Alternative de constipation et de débâcles. Engourdissement sur le trajet du cubital gauche. *Réflexes rotuliens exagérés.*

Résultat après trois cures, en 1897. — Etat mental excellent. M. X. a repris ses études. Les douleurs vagues ont disparu. Plus de signe de Romberg. Vessie moins paresseuse. Pas d'impuissance. Réflexes rotuliens normaux. *Amélioration datant de trois ans.*

Remarque. — Le diagnostic de pseudo-tabès neurasthénique peut être ici le vrai diagnostic, en raison de la persistance des réflexes rotuliens, de l'état mental, etc.

Il serait facile d'encombrer ce travail d'une foule d'observations aussi concluantes.

En résumé, il ressort de ces observations : 1° que la puissance thermale de Lamalou se manifeste *surtout dans les périodes prémonitoires du tabes sans troubles moteurs* ;

2° Dans cette période, les troubles sensitifs passagers (douleurs fulgurantes, etc.) sont plus particulièrement améliorés ;

3° Les troubles sensitifs permanents résistent avec plus de ténacité ;

4° Le signe de Romberg et les troubles sphinctériens légers peuvent être heureusement modifiés durant cette période.

Période d'ataxie confirmée ou d'incoordination motrice.

Parmi les nombreux tabétiques qui viennent à Lamalou, nous pouvons établir, comme nous l'avons vu plus haut, trois classes.

Dans la première classe nous rangeons les tabétiques qui ne présentent qu'une ébauche de la maladie. Certains de ces malades ne présentent, dans leur étiologie, que la syphilis, la perte des réflexes rotuliens et quelques troubles sensitifs légers ou nuls. Ce sont des tabès frustes qui peuvent ne pas manifester autrement le cachet de la maladie et demeurent indéfiniment sur le seuil de l'ataxie sans y entrer.

A côté de ces tabès avortés ou à peine esquissés se trouvent les tabès récents encore, mais dont l'évolution est plus avancée. Nous arrivons à la période des douleurs fulgurantes sans troubles moteurs. C'est le tabès au début, souvent mono-symptomatique et présentant, comme symptôme précurseur de la maladie, la crise gastrique, la paresse vésicale, la diarrhée incoercible, des troubles visuels ou des troubles de la sensibilité.

Tout ce groupe est compris dans la période de tabès récent ou au début, et nous en avons parlé plus haut.

Dans un deuxième groupe, nous comprenons les ataxiques vrais avec *Incoordination* motrice.

Ataxiques vrais. — D'une manière générale, le tabès commun évolue de la période des troubles sensitifs vers la période de l'ataxie confirmée, ou des troubles moteurs.

Ce sont les *troubles de la motilité*, contrastant avec la puissance musculaire (Duchenne de Boulogne), qui caractérisent cette période.

Parmi les troubles de la motilité, nous citerons en première ligne les *troubles du sens musculaire*, la perte de la notion de position des membres, la perte de la notion des différences de poids, les troubles de la locomotion et de la préhension ou l'incoordination motrice des membres supérieurs et inférieurs, enfin les paralysies.

Ce qui frappe le voyageur qui jette un coup d'œil rapide sur nos malades, c'est la démarche de l'ataxique.

« Ce malade vient de se lever de sa chaise, et ce n'est pas sans difficulté qu'il a pris son équilibre debout; vous l'avez vu rassembler ses forces, concentrer son attention avant d'entreprendre cette redoutable traversée; enfin il s'est décidé, et brusquement le départ s'est effectué. Le voilà qui semble plutôt nager que marcher, battant l'air de mouvements fous, frappant le sol de ses pieds et de sa canne, comme avec un cliquetis de combat; et c'est en effet pour lui une véritable lutte. Analysez ses mouvements. Vous constatez que les jambes sont lancées en avant ou sur les côtés avec une violence extrême; elles se lèvent trop haut; elles s'abaissent trop vite et le plus souvent sont projetées trop loin, soit en avant, soit de côté. Quant au bruit qu'ils font en frappant du talon contre le sol, on le désigne par l'expression « Talonner ». (Pr *Marie*).

Ce désordre du mouvement, qui contraste souvent avec l'intégrité musculaire, est ici très apparent. Mais il n'en est pas toujours ainsi; et ce symptôme si important, si caractéristique de l'ataxie veut être cherché.

L'exercice à La Fournier peut servir à le déceler dans les cas peu apparents.

Tout le monde sait que le défaut de précision des mouvements s'accentue : 1° si l'on fait brusquement lever le malade; 2° si, en marche, on lui ordonne de s'arrêter brusquement, de faire une conversion rapide les yeux ouverts ou fermés, de marcher sur une jambe, de descendre un escalier, etc.

Ces artifices variés permettent de démasquer le plus souvent l'incoordination motrice des membres inférieurs : L'occlusion des yeux augmente ces troubles.

Les membres supérieurs peuvent être aussi malhabiles que les membres inférieurs. Dans les traités classiques, on trouve la nomenclature des procédés destinés à le révéler.

En réalité, c'est toujours la *perte du sens musculaire*, le défaut d'adaptation d'une force égale à la résistance à vaincre ou de la quantité de mouvement à obtenir, qui constitue le phénomène de l'incoordination motrice. « Rendez-moi la sensibilité musculaire et je reprendrai la coordination, me disait un ataxique. »

Ce sens musculaire, qui devrait à chaque instant renseigner le malheureux ataxique sur l'étendue du mouvement à obtenir et la force à déployer, fait défaut : La vue seule vient corriger l'erreur. Voilà pourquoi l'ataxique a toujours l'œil fixé sur ses pieds. Voilà pourquoi l'ataxique tombe, perd l'équilibre (signe de Romberg), si l'appréciation de position et de force est uniquement donnée par le sens musculaire en défaut.

Le *signe de Romberg est donc la preuve que le sens musculaire est aboli* (Pr Brissaud. *Leçons sur les maladies nerveuses*, 1895).

Et à ce propos M. le Pr Brissaud fait remarquer que les malades sont obligés de marcher les jambes raides et non les jambes demi-fléchies, parce que les muscles antagonistes antérieurs et postérieurs ne donneraient plus la force égale et suffisante, les renseignements nécessaires pour se neutraliser et maintenir l'équilibre faisant défaut.

Durant cette période moyenne, nous trouvons :

1° *L'incoordination motrice ou perte du sens musculaire.*

2° *Le signe de Romberg* ou défaut d'équilibration toujours par perte du sens musculaire — (défaut d'équilibration qui s'accentue les yeux fermés).

3° Les troubles de la sensibilité comme dans la première période, troubles passagers ou permanents.

4° Les troubles sphinctériens ou visuels qui, passagers ou permanents, se rencontrent aussi durant cette période.

En voici une observation entre plusieurs :

Première Observation.
Rémission datant de sept ans.

M. Bu... est marié et a 40 ans. Il est syphilitique et arthritique. Il a été envoyé à Lamalou par le Dr Colleville en juin 1891.

Voici la consultation du Pr Grasset : « Deux saisons par an à Lamalou. Iodure dans l'intervalle. Pointes de feu.

Eau distillée..................	300 c. c.
Glycéro-phosphate de chaux...	10 gram.
Arséniate de soude............	0,05

Examen en 1891. Douleurs fulgurantes irrégulières, vives aux membres inférieurs, survenant à l'occasion des variations de température ; zones d'hyperesthésie et d'anesthésie, plaques d'anesthésie mammaire. Le frôlement n'est pas ressenti (1er degré), la pression et le brusque déplacement d'une articulation, 2e et 3e degrés, sont ressentis.

Retard dans les sensations, défaut de localisation des sensations ou du nombre des sensations (un ou plusieurs doigts écartés ou réunis sont peu ou mal perçus). Le trouble des sphincters est marqué. Notre malade urine par raisonnement et par la poussée de la ceinture ventrale.

Il urine en plusieurs paquets et sans force. Des matières s'échappent souvent en poussant sur la vessie. Des matières ou un gaz venant butter contre le col de la vessie déterminent souvent une incontinence momentanée. Il ne sent pas le passage des matières. Il est impuissant. Il perd l'équilibre et chancelle les yeux fermés. L'incoordination motrice est légère. La démarche est à peine talonnante. Les réflexes rotuliens sont diminués mais existent.

Ataxie des membres supérieurs.— Il y a de l'engourdissement sur le trajet du cubital. L'ataxie des doigts se révèle quand le malade boutonne son gilet. L'anesthésie tactile se révèle quand le malade cherche une pièce de monnaie dans sa poche, les yeux fermés. Il ne sait s'il a le petit doigt dans la poche ou en dehors. L'écriture est très difficile sans la vue. La notion de position de ses doigts ou de ses bras n'est plus exactement déterminée sans les secours de la vue.

Diplopie. Paresse pupillaire.

Examen en 1897, c'est-à-dire six ans après.

Le malade a fait régulièrement deux cures par an.

Les douleurs fulgurantes ont disparu. Les troubles anesthésiques de la muqueuse ano-rectale se sont évanouis. Encore un peu de paresse vésicale. Impuissance persistante.

Ecriture toujours difficile ; ataxie des mains persistante et essai de correction par gymnastique spéciale de Frenckel ; Troubles moteurs et sensitifs disparus, démarche normale. Signe de Romberg nul.

Au mois de septembre 1897, M. B..., se croit guéri ; il remplit avec activité et intelligence les fonctions pénibles de voyageur de commerce.

OBSERVATION II.

Rémission datant de 7 ans.

M. P..., âgé de 42 ans, est envoyé à Lamalou par le docteur Mècle, de Narbonne, avec l'étiquette de tabes.

Il est arthritique et rapporte la cause de son affection aux refroidissements contractés en 1870.

La paupière droite tombe plus que la gauche. Il existe une atrophie de la pupille droite d'origine tabétique.

En 1888 et 1889, M. P... fut envoyé à Vichy pour une gastralgie atroce, qui disparut sans laisser de traces.

En 1890, M. P... présente, à l'examen à Lamalou, les signes suivants : Amaurose tabétique ; plaque d'hyperesthésie au côté droit et à la partie antérieure de la cuisse avec constriction à ce niveau.

Les réflexes patellaires sont abolis. La démarche est caractéristique.

M. P..., soulève son pied et le laisse retomber brusquement en frappant du talon. Il vacille sur ses jambes. Il tombe s'il se tourne brusquement les yeux fermés. C'est surtout dans la descente des escaliers que les troubles de la marche s'accentuent. M. P... se cramponne à la rampe, renverse son corps en arrière, lance sa jambe en avant et frappe la marche du talon, les yeux fixés sur ses pieds.

Au lit, le malade ne parvient à toucher mon doigt qu'après une série d'oscillations et d'efforts multiples démontrant l'incoordination des mouvements. Les douleurs fulgurantes ont apparu il y a un an. La vessie est paresseuse, surtout le matin au lever. Le rectum est incontinent. La virilité est compromise ; l'érection est possible, mais l'éjaculation se fait attendre.

Les membres supérieurs sont indemnes et l'intelligence est parfaite.

Examen après sept ans. — La marche est plus assurée. Un phénomène bizarre est survenu. De temps en temps, il existe de véritables phobies durant lesquelles le malade ne peut marcher sans être soutenu.

Ces phobies surviennent si le malade se sent observé.

Le talonnement n'existe plus. La sensation d'étau à la cuisse s'est évanouie. Les organes génitaux ont retrouvé leur virilité ancienne. La vessie est moins paresseuse.

Le rectum fonctionne normalement.

L'appétit est bon ; le faciès excellent. C'est un de nos malades fidèles deux fois par an à la station et qui sont enchantés du résultat obtenu.

La vérité m'oblige à dire qu'en mars 1898 je constate que la maladie, enrayée durant sept ans, a repris sa marche progressive.

TROISIÈME PÉRIODE AVEC INCOORDINATION MOTRICE INTESE.

Beaucoup de médecins nous envoient leurs ataxiques quand ces malheureux ont successivement évolué vers la troisième période, c'est-à-dire quand la démarche spéciale frappe tout le monde par sa singularité.

Il est alors souvent trop tard pour obtenir des modifications dans les troubles moteurs.

Dans la période préataxique ou ataxique moyenne avec troubles moteurs légers, les tubes nerveux respectés par la sclérose peuvent encore être stimulés, ou mieux irrigués, au point de compenser les fibres mortes, par l'excitation thermale.

Dans les cas avancés, l'incoordination motrice, le signe de Romberg, les troubles permanents de la sensibilité, deviennent absolument réfractaires à l'action thermale.

Aussi ne saurions-nous assez répéter qu'il est de toute nécessité d'envoyer à Lamalou les tabétiques dans la période préataxique ou ataxique récente, c'est-à-dire tant qu'il subsiste des fibres vivantes capables de compenser les fibres détruites et sclérosées.

En voici deux exemples frappants :

Première Observation

M. A. B..., âgé de 56 ans, arrive à Lamalou avec le diagnostic d'ataxie datant de sept ans (*Docteur Coffin*, de Paris).

M. l'abbé X... avait depuis longtemps des crises annuelles de diarrhée incoercible. Il porte un appareil en métal sur le ventre pour éviter le contact du linge. Le début de l'ataxie locomotrice remonte à un zona avec douleurs intercostales atroces.

Traitement à Enghien sans résultat.

Examen : difficulté de marcher très grande. Incoordination motrice intense. Il ne peut se tenir debout les yeux fermés ni ouverts. Difficulté de l'écriture, de saisir les menus objets ; crampes aux jambes au lit, fourmillements et anesthésie aux doigts, aux mains et aux pieds. Vertiges fréquents.

Crises gastriques coïncidant avec diarrhées et incontinence du rectum. Signe de Romberg très marqué ; s'il tient le moindre objet la main étendue, il trébuche et tombe. Musculature normale, sent mal le sol ; perd la position de ses membres la nuit dans son lit et au bain. Réflexes rotuliens éteints ; talonne, jette les jambes inconsidérément. Hyperesthésie marquée sur plaques de zona et sur le ventre, pas de diplopie.

Si le malade se sent regardé, il tombe (phobies).

Durant la cure 1897. — Diarrhée incoercible. Le malade est alité. Reprise du traitement. Résultat nul certifié par une lettre trois mois après.

Observation II.

M. Bec..., de Reims (Dr Colancris, Dr Rendu de Paris, Dr Dubois), est malade depuis 17 ans.

En 1876, syphilis bien soignée. *Début*, paresse de l'intestin à l'angle du colon transverse et l'S. iliaque. Le Dr Doyen voulait faire la laparotomie; paresse du gros intestin, paresse de la vessie. Incontinence d'urine, perte de sensation et d'envie d'uriner. Diplopie. Vertige et obnubilations fréquents.

En 1892, hémiplégie gauche. Il reste 1 centim. d'atrophie de la cuisse et jambe gauche. Diagnostic du Pr Rendu (paresse sans lésion spécifique) Apparition des douleurs fulgurantes en 1892.

Anesthésie de la pulpe des doigts, surtout de ceux innervés par le cubital. Traitement hydrothérapique condamné par le Dr Raymond ; pas de champ visuel rétréci ; pas de stigmates d'hystérie. Réflexes rotuliens éteints. Ne peut se tenir longtemps debout, pas d'incoordination motrice des membres inférieurs, mais extrême aux membres supérieurs. Inégalité pupillaire, signe de Romberg. Il sent mal et ignore la direction et la position données à ses membres supérieurs.

Examen après deux cures. — Remontement général ; le malade mange avec appétit et peut faire des promenades de 2 à 3 kilomètres. L'incoordination motrice des membres supérieurs demeure irréductible.

Les observations d'impuissance thermale à la période ultime de l'ataxie seraient trop nombreuses à citer ; témoin un capitaine qui, arrivé à la période d'incoordination motrice intense, a vu durant 3 ou 4 ans la maladie stationner et puis brusquement évoluer rapidement vers la mort.

Un ataxique très connu dans le pays a, pendant 20 ans, suivi nos thermes avec une régularité extrême. La maladie, enrayée durant 20 ans, a tout à coup évolué rapidement dans la dernière année, et la maladie a tourné à la paralysie générale sans aucune amélioration thermale.

Enfin, je citerai un malheureux confrère de Périgueux, qui, arrivé à Lamalou la veille d'un Congrès, put à peine se faire rouler jusqu'à la table des invités et se traînait misérablement à la suite des confrères qui visitaient la station. Malgré son ardent désir de guérir et une cure soigneusement exécutée, le malheureux est reparti aussi malade qu'il était venu.

En terminant, on peut affirmer que les arrêts ou rémissions de la maladie dans cette période existent mais sont rares.

2° Que les troubles sensitifs, peuvent être améliorés en détail ; mais que l'incoordination motrice reculant à peine demeure le plus souvent irréductible.

Le malade est soulagé, remonté, et c'est tout.

INDICATIONS ET CONTRE-INDICATIONS

Indications. — La première indication est d'envoyer à Lamalou les ataxiques dans la période prémonitoire du tabès. *Le diagnostic précoce et l'envoi précoce à nos eaux est d'une nécessité qui s'impose.*

La syphilis bien traitée et le traitement ioduré durant la cure ou dans l'intervalle constituent un adjuvant puissant du traitement hydro-minéral.

Le surmenage, les excès vénériens, la déchéance organique, l'anémie acquise ou mercurielle, sont de bonnes conditions qui appellent l'eau reconstituante et ferrugineuse de Lamalou.

Lamalou agit dans ces cas au point de vue général, c'est-à-dire comme tonique, comme remontement général du système nerveux de l'organisme. Lamalou refait des globules rouges et retape d'une manière générale le système nerveux.

Il agit aussi d'une façon locale et spéciale sur la moëlle (arrêt de la sclérose médullaire).

Nous avons vu des tabétiques, traités par les eaux sulfureuses d'Aix et profondément anémiés par un traitement hydrargirique et ioduré à outrance, reprendre de la couleur et des forces et de la stabilité à Lamalou.

Donc, *les ataxiques syphilitiques profondément débilités, trouveront à Lamalou un traitement à double effet qui, outre la spécialisation médullaire, remontera et retapera l'organisme, comme eau reconstituante par excellence.*

Le rhumatisme ou l'arthritisme est une indication formelle de nos eaux. Presque toutes nos observations mentionnent, dans les antécédents, l'arthritisme ou le rhumatisme acquis ou héréditaire.

Dans tous les cas où le rhumatisme a pu être nettement établi, l'amélioration s'est manifestée d'une manière presque spéciale (60 sur 100 cas environ).

En résumé, les tabétiques arthritiques ou syphilitiques, ou entachés d'hérédité nerveuse ou de déchéance organique, récents ou dans la période préataxique, ont de grandes chances de voir l'évolution de leur lésion ou du syndrome clinique enrayé.

L'excitation thermale ou les effets immédiats de la cure appellent et précèdent les effets post-thermaux ou effets sédatifs et consécutifs.

Contre-indications. — Il existe certainement des cas où les malades se sont mal trouvés de Lamalou. Il faut hautement l'avouer, quel que soit le résultat de cet aveu.

Dans quel cas les tabétiques se sont mal trouvés de Lamalou ?

1° Quand la maladie est trop avancée, les résultats sont, comme nous l'avons vu le plus souvent nuls, ou peu apparents :

Sur cent tabétiques au début, ma statistique porte quatre-vingt améliorations et vingt insuccès en moyenne ;

Sur cent ataxiques vrais, moyens, les améliorations sont de 50 %.

Sur cent tabétiques à incoordination motrice intense ou anciens, l'amélioration est de 10 à 12 % environ.

2° Les résultats sont mauvais quand le tabès évolue avec une rapidité insolite, parcourant les diverses périodes en quelques mois (tabès malin).

3° Les résultats sont encore mauvais dans le tabès aigu présentant des symptômes inflammatoires, symptômes qui s'accentuent durant la cure. Les douleurs sont souvent alors réveillées et ne cèdent pas à la cure. Le malade demeure plus brisé après qu'avant la cure. Il ne se relève pas ; il n'y a pas de sédation post-thermale véritable.

Première Observation.

M. V., trente-cinq ans, de Toulouse (professeur Bonnaud), malade depuis dix ans ; syphilis ; n'a jamais fait de traitement antisyphilitique. Plaques muqueuses dans la bouche. Depuis deux mois, douleurs intolérables le long de la colonne vertébrale. Douleurs fulgurantes atroces dans les jambes et les pieds. Signe de Romberg marqué ; perte des réflexes rotuliens. Paresse vésicale. Obligé de se faire sonder. Diplopie. Signe d'Argyll-Robertson. Hyperesthésie exquise aux jambes et insomnie absolue. Perte du sens musculaire.

Incoordination motrice peu marquée. Fièvre 38°.

Les premiers bains augmentent l'hyperesthésie et les douleurs fulgurantes, des gonflements articulaires se manifestent aux articulations du pied, craquements dans les genoux et les épaules ; hyperesthésie de la colonne vertébrale ; gastralgie ; paresse du rectum (constipation invincible) et de la vessie.

Au sixième bain, poussée d'arthrite rhumatismale intense. Arrêt de la cure.

Recrudescence aiguë de tous les troubles sensitifs et arthritiques. Fièvre 38°. P. 100.

Le malade est en ébullition ; agitation vive ; douleurs nocturnes atroces.

La cure reprise modérément ramène la poussée aiguë. Départ sans sédation ni immédiate ni consécutive. —*Résultat mauvais.*

Remarque. — La syphilis mal soignée, l'ancienneté de la maladie, l'état hyperesthésique et fébricitant du malade, le rhumatisme réveillé par la cure thermale, sont autant de contre-indications et ont donné dans ce cas spécial de mauvais résultats.

OBSERVATION II.

Je citerai encore un jeune Espagnol, étudiant en droit, qui, à 19 ans, vint demander à nos eaux un soulagement quelconque à ses maux.

Le diagnostic de tabès avait été nettement posé par le Dr Breuck, de Bayonne, et un médecin de Madrid.

Le tabès avait évolué avec une rapidité insolite et en quelques mois. De plus le père du jeune homme était mort ataxique. Il n'y avait pas de syphilis, mais une débilitation profonde, un nervosisme exagéré et de l'hyperesthésie douloureuse générale. Les troubles moteurs étaient modérés.

Dans ce tabès sensitif la cure thermale détermina du brisement général. Le malade partit plus malade et moins équilibré qu'à l'arrivée. Il revint toujours plus fatigué, et sans avoir éprouvé de sédation intercurrente. Il mourut trois ans après, descendant avec une rapidité progressive les divers échelons de son tabès malin, sans arrêt ou rémission thermale appréciable.

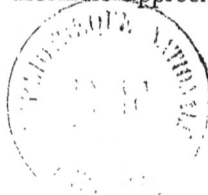

www.ingramcontent.com/pod-product-compliance
Lightning Source LLC
Chambersburg PA
CBHW070720210326
41520CB00016B/4406